RAPPORT

AU XXXIV° CONGRÈS DE L'ASSOCIATION FRANÇAISE POUR L'AVANCEMENT DES SCIENCES

(Cherbourg, 3 août 1905)

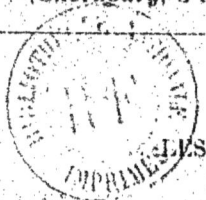

LES

EFFETS PHYSIOLOGIQUES ET THÉRAPEUTIQUES

DE LA DÉCHLORURATION

MODIFICATIONS

QUE LA CONNAISSANCE DES EFFETS DE LA CHLORURATION

A PU APPORTER AU TRAITEMENT DES ŒDÈMES

ET DES ÉPANCHEMENTS SÉREUX DE TOUTE NATURE

PAR

Le Dr Adolphe JAVAL (de Paris)

TOURS

IMPRIMERIE PAUL BOUSREZ

—

1905

LES

EFFETS PHYSIOLOGIQUES ET THÉRAPEUTIQUES

DE LA DÉCHLORURATION

MODIFICATIONS QUE LA CONNAISSANCE DES EFFETS DE LA DÉCHLORURATION
PEUT APPORTER AU TRAITEMENT DES ŒDÈMES ET DES ÉPANCHEMENTS
SÉREUX DE TOUTE NATURE

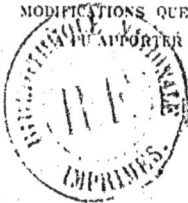

La cure de déchloruration que nous avons proposée en 1903 avec M. Widal (1) comme traitement de certaines périodes du mal de Bright, est une méthode qui intéresse à la fois la physiologie et la thérapeutique. Non seulement la restriction alimentaire des chlorures nous fournit un moyen efficace de combattre quelques hydropisies, mais encore l'étude des effets de cette restriction nous permet de préciser, sur plusieurs points, le rôle si considérable que joue la chlorure de sodium dans l'organisme.

Avant d'aborder la question pratique, certaines notions théoriques doivent être mises en lumière.

Tension osmotique et cryoscopie. — Depuis que Raoult (2) a formulé les lois de l'abaissement du point de congélation Δ des dissolutions, et depuis que Hamburger (3) a appliqué à la biologie les lois des échanges osmotiques établies par de Vriès (4), nombre d'auteurs ont étudié par le procédé de la cryoscopie les variations de la concentration moléculaire des liquides de l'organisme. Rappelons que les importants travaux de M. Winter (5) ont montré, que grâce au déplacement du chlorure de sodium, la tension osmotique des humeurs n'oscille qu'entre des

(1) Widal et Javal. La cure de déchloruration. Son action sur l'œdème sur l'hydratation et sur l'albuminurie à certaines périodes du mal de Bright (*Presse méd. et soc. méd. des hôpitaux*, 26, 27 juin 1903).

(2) Raoult. Sur les progrès de la cryoscopie, ou étude du point de congélation des dissolutions. Grenoble, 1889.

(3) Hamburger, cité dans la thèse de Bousquet. Recherches cryoscopiques sur le serum sanguin. Paris, 1899.

(4) De Vriès. Osmotische Versuche mit lebenden Membranen. Zeitschr. f. physik. Chemie 1889, III, p. 103.

(5) Winter. *C. R. de l'Acad. des sciences*, 11 nov. 1895, et *Arch. de Physiologie*, 1896, p. 114, 287, 296, 529.

limites étroites ; rappelons aussi que M. Achard (1), à qui l'on doit ainsi qu'à ses élèves Lœper (2) et Laubry (3) de nombreuses recherches sur les chlorures, a étudié spécialement le mécanisme régulateur de la composition sanguine.

On sait que les *sérosités* ont entre elles des différences de concentration moléculaire relativement petites. Ainsi le Δ de l'ascite varie entre — 0,49 et — 0,60 ; celui des exsudats pleuraux entre — 0,51 et — 0,61 ; celui de la lymphe entre — 0,60 et — 0,65 ; celui des liquides d'œdème entre — 0,53 et — 0,60 ; celui du liquide céphalo-rachidien entre — 0,60 et — 0,70 ; enfin celui du sérum sanguin entre — 0,55 et — 0,56. C'est pour ce dernier liquide qu'on observe à l'état physiologique les moindres variations.

Au contraire, les *sécrétions* ou *excrétions* présentent entre elles des concentrations moléculaires très différentes ; bien plus, pour une même sécrétion, Δ varie dans de grandes proportions. Ainsi le Δ de la salive varie entre — 0,07 et — 0,31 ; celui du suc gastrique entre — 0,36 et — 0,80 ; celui de la sueur entre — 0,13 et — 0,57 ; celui de l'urine entre — 0,50 et — 2,50. Seul parmi les liquides secrétés le lait fait exception et son Δ se maintient à un chiffre très voisin de celui du sérum sanguin (Parmentier) (4).

Richesse en molécules des sécrétions et des sérosités. Rapport entre la composition chimique et le point de congélation — Ce qui précède conduit naturellement à constater que les variations que l'on peut trouver d'un moment à l'autre dans les teneurs en chlorure de sodium d'un même liquide organique, sont beaucoup moindres lorsqu'il s'agit d'une sérosité que d'un liquide de sécrétion. Ainsi, à l'état physiologique, le sérum sanguin contient environ 6 gr. de chlorure de sodium par litre, et il est exceptionnel de constater des écarts de plus de 20 0/0 autour de ce chiffre. Au contraire, rien n'est plus facile de faire varier dans une proportion cent fois plus forte la teneur en chlorure de sodium de l'urine d'un sujet sain : il suffit pour cela de faire varier la chloruration du régime alimentaire. Chez un homme normal, nous avons, avec M. Widal, obtenu à volonté, à 9 jours de distance, une urine renfermant 9 gr. 13 ou 0 gr. 47 de chlorure de sodium par litre. Il nous a suffi pour cela de passer d'un régime très chloruré à un régime aussi peu chloruré que possible.

La chloruration de l'urine, chez un sujet sain, est donc le reflet de la chloruration alimentaire, et on ne peut pas parler pour l'urine d'une

(1) Achard. Le mécanisme régulateur de la composition du sang. *Presse Médicale*, 1901, p. 133.

(2) Lœper, Mécanisme régulateur de la composition du sang. *Thèse de Paris* 1903.

(3) Laubry. Étude et interprétation de quelques phénomènes critiques morbides. *Thèse de Paris* 1903.

(4) Parmentier. La cryoscopie du lait. *Presse méd.* 1er avril 1903.

chloruration normale, pas plus d'ailleurs que d'un Δ normal, puisque l'écart expérimental de chloruration que nous venons de citer entraîne à lui tout seul un écart pour Δ de plus de 0°,50. Dans le même ordre d'idée, M. André Mayer (1) a montré que le rapport de Koranyi $\dfrac{\Delta}{NaCl}$ influençable à volonté par la chloruration alimentaire, était un témoin tout à fait infidèle de la mesure de l'activité de la secrétion rénale.

L'urée, entre dans la composition du sérum sanguin normal, pour une proportion qui, suivant l'état de jeûne ou de digestion, varie de 0gr.20 à 0gr.50 par litre ; l'urée participe donc pour moins de 0,02 à l'abaissement du point de congélation du sérum normal, et les variations de sa quantité, lorsqu'elles ne sortent pas des limites habituelles, entraînent pour Δ des variations inférieures à 0°01. Nous verrons qu'il peut en être tout autrement à l'état pathologique, et nous montrerons la part prépondérante qui revient à l'urée dans l'abaissement du Δ du sérum sanguin des urémiques.

Il est à peu près aussi facile de faire varier expérimentalement la quantité d'urée contenue dans les urines d'un sujet sain, que celle du chlorure de sodium. Pour obtenir une urine qui contienne, à très peu de jours de distance, quelques grammes ou bien plus de 20 grammes d'urée par litre, il suffit de passer d'un régime hydrocarboné à un régime carné dosé en conséquence. Les écarts du Δ urinaire, qui peuvent résulter uniquement des différences d'urée secrétée avec l'un ou l'autre régime, peuvent dépasser 0°,50.

Les deux exemples que nous avons cités de variations expérimentales du Δ urinaire obtenues chez l'homme sain, suivant la quantité de chlorures et d'albuminoïdes ingérés, suffisent à prouver combien l'étude seule du Δ urinaire ou des rapports $\dfrac{\Delta V}{P}$ $\dfrac{\delta V}{P}$ proposés par MM. Claude et Balthazard (2), sont impropres à nous renseigner sur la fonction rénale, si on ne tient pas compte en même temps, d'une façon absolument exacte, du régime alimentaire suivi.

L'urine est une excrétion qui, à l'état normal, ne se défend pas contre les perturbations qu'il nous plaît de faire subir à sa concentration moléculaire, suivant l'alimentation du sujet. Le sérum sanguin, au contraire, veille avec un soin jaloux à la fixité de sa concentration ; aussi la masse totale du sérum sanguin peut elle être traversée en 24 heures par 20 gr. de chlorure de sodium, et 20 gr. d'urée par exemple, sans

(1) André Mayer. Observations sur l'urine de l'homme sain, soumis à une alimentation pauvre en chlorure de sodium. Variations du rapport $\dfrac{\Delta}{NaCl}$ (*Société de biologie*, 1905, page 373).

(2) Claude et Balthazard. La cryoscopie des urines (*Actualités médicales*. Paris, Baillière, 1904).

qu'à aucun moment son Δ ne paraisse en subir un écart sérieux.

Supposons un sujet que nous alimentons de telle sorte qu'il urine par jour 20 gr. de sel et 20 gr. d'urée. Si toutes ces molécules de chlorure de sodium et d'urée, qui doivent aboutir à l'urine, étaient contenues à la fois dans la masse du sérum sanguin, elles infligeraient à ce sérum une hypertonie telle, que son Δ descendrait au-dessous de —1°. Au contraire, répartie sur 24 heures et entraînant avec elle une certaine quantité d'eau, l'élimination d'un tel nombre de molécules qui passent dans le sang peut se faire assez lentement et assez progressivement pour que la surcharge momentanée, qu'on observe au hasard d'une saignée, ne donne pas pour le Δ du sérum des écarts supérieurs à 0·01 ou 0·02.

L'analyse chimique confirme les résultats fournis par la cryoscopie, puisqu'à l'état normal elle ne révèle que des variations très petites de la teneur du sérum sanguin en urée et en chlorure de sodium.

Voilà ce que nous montre la physiologie. Voyons maintenant les enseignements fournis par la pathologie sur deux états bien différents : la rétention chlorurée et la rétention azotée.

Rétention du chlorure de sodium. — *Pathogénie de l'œdème brightique.* Nous avons montré avec MM. Widal et Lemierre qu'à certaines périodes du mal de Bright, le rein présentait un trouble de sa perméabilité portant sur l'élimination des chlorures. L'urée et les autres substances peuvent être éliminées alors que le sel est retenu : cette imperméabilité rénale, pour le chlorure de sodium, n'est pour ainsi dire jamais ni absolue ni permanente, elle est essentiellement temporaire et relative, variable d'un sujet à l'autre et, pour le même sujet, suivant les périodes de la maladie (1). Ainsi, suivant les cas et les moments, un brightique peut éliminer des quantités de sel descendant à quelques centigrammes seulement ou atteignant au contraire les quantités habituellement absorbées en 24 heures. Dans ces derniers cas, s'il y a une imperméabilité pour de très fortes doses, elle peut passer inaperçue, tant que le malade ne consomme pas de sel en grand excès. Nous ne pouvons préciser les causes qui provoquent les crises d'imperméabilité : on voit des brightiques qui, pendant très longtemps, éliminent facilement la quantité de sel contenue dans un régime ordinaire, puis qui, subitement, ne peuvent plus éliminer que quelques grammes; au bout d'un certain temps, on observe souvent un retour à une bonne perméabilité.

Passage du chlorure de sodium par le sang. Chlorurémie. — Il est intéressant d'étudier comment se comportent le sérum et l'urine au mo-

---

(1) Widal et Javal. La chlorurémie et la cure de déchloruration dans le mal de Bright. *Journal de Phys. et de Pathol. générales*, nov. 1903. — La dissociation de la perméabilité du rein pour le chlorure de sodium et l'urée dans le mal de Bright. *Soc. de biologie*, 1903, p. 1639.

ment de l'augmentation ou de la diminution des œdèmes. Si, à certains moments, des auteurs ont pu noter, chez des brightiques, un grand abaissement du Δ du sérum témoignant d'une accumulation de chlorure de sodium dans le sang, le fait est exceptionnel et certainement passager. Les saignées que nous avons pratiquées chez des brightiques œdémateux ou non, nous ont révélé en général dans leur sang une quantité normale de chlorure de sodium, quelquefois même au-dessous de la normale. Ces faits concordent avec les analyses de Strauss (1), ils sont à rapprocher des recherches de MM. Achard et Lœper (2), qui, en injectant des solutions salines à des animaux, ont vu que le chlorure disparaissait plus vite du sang que des sérosités. Chez les brightiques œdémateux, on trouve très souvent un Δ normal pour le sérum.

Le chlorure de sodium retenu passe en général très rapidement dans le sang, il s'accumule dans les tissus, où il attire l'eau et provoque ainsi une hydratation pathologique. Si l'œdème devient assez considérable pour être ponctionné, on lui trouve en général une teneur en chlorure de sodium très voisine de la teneur en sel du sérum sanguin. Ainsi c'est donc bien la rétention chlorurée qui règle la rétention hydratée, et la quantité d'eau retenue par l'organisme, prise sur l'eau de boisson ou sur l'eau contenue dans les aliments, est telle que le liquide d'œdème se maintient à une chloruration d'environ 6 pour mille. L'excès de l'eau absorbée est éliminé en partie par la secrétion urinaire ; l'urine contient également la quantité de chlorure de sodium compatible avec la perméabilité rénale du moment. La plus ou moins grande quantité de boisson absorbée n'a pas d'influence appréciable sur la marche de l'œdème.

Lorsqu'on soumet le brightique œdémateux à un régime déchloruré, on présente à son rein précisément le minimum de cette substance même qu'il a de la peine à éliminer. Si le système cardio-vasculaire est assez puissant, la réserve chlorurée des tissus se présente à la barrière rénale et arrive à la franchir dans la limite de la perméabilité. Le chlorure de sodium entraîne l'eau dans la même proportion où il la retenait, et la chloruration du liquide d'œdème restant ne change pas, non plus que la teneur en sel du sérum sanguin.

Pendant cette déchloruration thérapeutique, le sel passe d'une façon tellement lente et continue dans le sang, et il y entraîne une quantité d'eau en telle proportion, que le sérum conserve constamment, en général, un taux normal de chlorure.

Ainsi nous avons suivi avec M. Widal une malade qui avait un

(1) Strauss. Die chronischen Nierenentzundungen in ihrer Einwirkung auf die Blutflüssigkeit und deren Behandlung. Berlin, 1902.

(2) Achard et Lœper. Variations comparatives de la composition du sang et des sérosités. Soc. de biologie, 15 juin 1901.

œdème énorme. Nous provoquâmes chez elle une déchloruration extrêmement rapide en associant le régime déchloruré à la médication par la théobromine. Elle se déshydrata de 1 kgr. par jour, et la diurèse monta à 3 l. 1/2. Nous pratiquâmes une saignée pendant cette période où un excès de chlorure traversait le sang, et nous ne trouvâmes pour le sérum que des teneurs en chlorures et des Δ normaux. L'eau et le sel avaient traversé le sang dans une proportion telle que la concentration moléculaire du sérum n'avait subi que des changements inappréciables.

Des malades œdémateux peuvent donc augmenter la chloruration totale de leur organisme d'une quantité quelconque sans augmenter en même temps la chloruration de leur sérum, et cet excès de chlorure de sodium, mis en réserve dans l'organisme, peut atteindre des chiffres très élevés.

Voici un malade qui, en 17 jours de cure de déchloruration, a perdu 28 kgr. 500 d'hydratation et 170 gr. de chlorure de sodium (1). On peut dire qu'il a éliminé 28 litres 1/2 d'eau contenant environ 6 gr. par litre de chlorure de sodium. Si l'on évalue à 200 gr. la quantité totale de chlorure de sodium contenue dans un organisme normal et à 30 litres l'eau totale correspondante de constitution, on peut dire que ce malade, avant la déchloruration que nous lui avons fait subir, avait presque doublé son hydratation et sa chloruration normales.

Le chlorure de sodium nécessaire à constituer l'œdème est fourni par l'alimentation. Puisque le chlorure de sodium ne saurait s'accumuler dans le sang d'une façon tant soit peu durable, on peut dire qu'en cas d'imperméabilité rénale pour le chlorure de sodium, l'œdème constitue un moyen de défense de l'organisme contre l'hyperchloruration de son sérum sanguin.

Rétention de l'urée. Passage de l'urée dans le sang. Azotémie — La rétention de l'urée dans l'organisme, n'a aucune analogie avec la rétention du chlorure. L'urée s'accumule avant tout dans le sang, sa rétention ne provoque pas l'hydropisie.

Nous avons dit qu'à l'état normal le sérum sanguin renferme de 0.20 à 0.50 d'urée par litre suivant l'état de jeûne ou de digestion. A certaines périodes du mal de Bright, on peut voir des malades, œdémateux ou non, ayant plusieurs grammes d'urée par litre dans leur sérum. L'azotémie peut coïncider avec la chlorurémie, mais elle peut apparaître aussi isolément ; nous avons, avec M. Widal (2) différencié les symptômes de ces deux rétentions.

Si le sérum d'un azotémique pouvait garder un Δ normal, il devrait, à

(1) Javal. Les indications de la cure de déchloruration. *Presse médicale*, 6 août 1904.
(2) Widal et Javal. La rétention de l'urée comparée à la rétention des chlorures dans le mal de Bright. *Semaine médicale*, 5 juillet 1905.

mesure qu'il se concentre en urée, perdre un certain nombre d'autres molécules. Si, par exemple, le chlorure de sodium devait servir dans ce cas pathologique de monnaie d'échange, le sérum, pour garder sa tension normale, devrait chasser environ 1 gr. de NaCl, pour 2 gr. d'urée retenus. C'est ce qui ne se produit pas : nous n'avons jamais vu qu'une forte rétention azotée ait entraîné une diminution notable des chlorures du sérum, et nous avons même observé des azotémiques qui, malgré 4 gr. d'urée par litre dans leur sérum, avaient encore une quantité normale de chlorure.

Dans ces cas extrêmes d'azotémie, le mécanisme régulateur de la tension uréique ne fonctionne plus : l'urée s'accumule pour son propre compte.

Nous avons toujours vu qu'une forte rétention d'azote dans le sérum s'accompagnait d'un fort abaissement de Δ. En voici des exemples :

pour 4 gr. 68 d'urée par litre de sérum, nous avons trouvé Δ — 0,75
    4   03   —   —   Δ — 0,75
    4   20   —   —   Δ — 0,67
    3   80   —   —   Δ — 0,70
    3   78   —   —   Δ — 0,70
    2   97   —   —   Δ — 0,67
    2   60   —   —   Δ — 0,64
    2   46   —   —   Δ — 0,69

Contrairement à Strauss (1), nous avons toujours trouvé une coïncidence entre ces deux phénomènes, mais en général le Δ du sérum nous a paru abaissé d'une quantité légèrement supérieure à la quantité théorique qui correspondrait à l'excès d'urée révélé par l'analyse. Si donc l'abaissement du Δ ne correspond pas d'une façon mathématiquement exacte au nombre de molécules d'urée retenue, il faut admettre qu'un petit nombre d'autres molécules qui ne sont ni de l'urée ni du chlorure de sodium, peuvent être retenues en même temps que l'urée et peuvent participer pour une petite part à cet abaissement.

En tous cas, contrairement au chlorurémique, l'azotémique n'a jamais pour son sérum sanguin un Δ normal.

L'urée retenue avant tout dans le sérum se répand dans l'organisme : on la retrouve en excès dans les organes des malades, morts d'azotémie (Gréhant) (2), on la trouve dans le liquide céphalo-rachidien à peu près dans la même proportion que dans le sérum (Widal et Froin) (3); elle peut diffuser également dans les sérosités pathologiques,

(1) Strauss. Loc. cit., page 70.
(2) Gréhant. Mesure de l'activité physiologique des reins par le dosage de l'urée dans le sang et dans l'urine. *Journal de phys. et de pathologie*, janv. 1904.
(3) Widal et Froin. L'urée dans le liquide céphalo-rachidien des brightiques. Comptes rendus de la Soc. de biologie, 1904, II, p. 282.

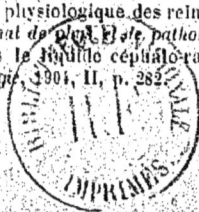

pleurésie, ascite ou œdème. D'autant plus abondante que l'azotémie est plus prononcée, l'urée se montre dans les sérosités à des taux très variables. Elle peut faire presque totalement défaut dans ces sérosités, puisque MM. Achard et Paisseau (1), dans un liquide d'œdème, ont vu descendre sa proportion à 0,14 par litre, et M. Lœper (2) à des traces indosables. Le fait que l'urée se montre dans le liquide d'œdème à un taux très variable, le fait que, dans des œdèmes assez gros pour être ponctionnés, elle peut manquer totalement, nous conduit à penser qu'elle est pour cette hydropisie un élément fortuit et occasionnel, un élément de luxe nullement nécessaire. Contrairement à MM. Achard et Paisseau (3), nous croyons que sa rétention dans les tissus n'attire pas l'eau et ne produit pas l'œdème. Ce rôle hydropigène nous paraît appartenir en propre au chlorure de sodium qu'on rencontre d'une façon absolument constante et à un taux à peu près fixé dans toutes les hydropisies. Les épreuves d'ingestion d'urée que nous avons rapportées avec M. Widal (4) nous ont conduit à la même conclusion.

Il n'y a donc pas de parallélisme entre l'urée et l'eau retenues dans l'organisme, la balance ni le bilan de l'azote ingéré et excrété ne peuvent nous renseigner sur le degré de la rétention uréique que seule peut nous révéler l'analyse chimique du sérum sanguin ou de certaines sérosités.

On ne peut demander au bilan de l'azote ce qu'on demande au bilan des chlorures, parce que certains azotémiques peuvent avoir dans leur sérum des doses très élevées et croissantes d'urée, tout en ayant dans leurs urines encore plus d'urée que n'en fournirait la transformation dans cette substance de la totalité des albuminoïdes ingérés par le régime alimentaire. Ce fait est important à considérer ; il nous montre qu'on ne peut invoquer ici, à proprement parler, une imperméabilité rénale à l'urée identique à celle du chlorure, pour expliquer cet état, le plus souvent terminal du mal de Bright, puisque dans cette période il peut arriver que quel que soit l'excès d'urée éliminé par les urines, la rétention azotée du sérum ne diminue pas.

Bien plus, ces malades peuvent, à ces moments, n'ingérer aucune substance albuminoïde sans voir diminuer la teneur uréique de leur sérum. Le fait est d'autant plus facile à constater que les azotémiques présentent le plus souvent une inappétence presque absolue et caractéristique de cet état : on peut dire qu'un malade, qui a beaucoup d'urée dans son sérum, n'a pas faim.

Les grands azotémiques restent souvent plusieurs jours sans demander aucune nourriture ; on doit les laisser à la diète hydrique ou leur donner une petite alimentation exclusivement hydro-carbonée.

(1) Achard et Paisseau. La rétention de l'urée dans l'organisme. *Semaine médicale*, 1901, p. 209.

(2) Lœper. Thèse citée, page 109.

(3) Achard et Paisseau, loc. cit.

(4) Widal et Javal, loc. cit.

Si, avec ce régime, ils continuent à éliminer par les urines un excès d'urée et à augmenter la tension urétique de leur sérum, il est bien évident que tout cet excès d'urée provient de la désintégration des albuminoïdes des tissus. Nous assistons alors à un processus nouveau, sorte d'autophagie azotée, de cachexie aiguë et rapide qui se traduit par une perte de poids souvent très rapide et caractéristique également de cet état. En effet, dans d'autres maladies apyrétiques et rapidement consomptives comme le cancer ou la tuberculose, la fonte musculaire quoiqu'atteignant souvent en fin de compte un degré plus élevé, n'évolue pas en général aussi rapidement.

Si beaucoup de symptômes cliniques qu'on observe à cette période de l'urémie peuvent s'expliquer par l'action mécanique exercée par l'hypertension du sérum, cette fonte musculaire peut aussi entrer en ligne de compte dans la genèse de certains symptômes généraux : abattement, prostration, lassitude, fatigue extrême et torpeur qui progressent moins rapidement dans les autres maladies consomptives.

Pathogénie des hydropisies autres que l'œdème brightique. — Nous ne pouvons étudier en détail la pathogénie de tous les œdèmes ni de tous les transsudats et exsudats : chaque œdème, chaque sérosité pathologique évolue d'une façon particulière suivant la maladie qui en est l'origine. Comme exemple d'épanchement séreux se formant par un mécanisme aussi différent que possible de celui de l'œdème brightique, nous pouvons citer la pleurésie. La pleurésie dérive avant tout d'un processus inflammatoire ; le chlorure de sodium s'y rencontre, il est vrai, dans des proportions sensiblement fixes et égales à celle du sérum sanguin ; mais, comme l'ont pensé Tansek et Kòranyi, il semble y être attiré secondairement. La quantité totale d'eau accumulée dans un épanchement pleural, même très abondant, est minime par rapport à l'hyperhydratation d'un malade en état d'anasarque. La quantité totale de chlorure accumulé dans trois litres d'exsudat pleural, par exemple, ne peut guère dépasser une vingtaine de grammes. Cette quantité est petite par rapport à la quantité totale qui existe dans l'organisme. Pour la fournir à l'épanchement pleural, en dehors de tout apport chloruré alimentaire, l'ensemble des liquides organiques n'aurait besoin de s'appauvrir en chlorure que dans une légère proportion. On conçoit donc qu'un épanchement pleural, même volumineux, trouvera toujours et rapidement, soit dans l'organisme, soit dans les apports alimentaires qu'il est impossible d'éviter, la petite quantité de chlorure nécessaire pour se mettre à l'isotomie des liquides de l'organisme. En raison de la nature inflammatoire de cet épanchement, de son petit volume, et du fait que le chlorure de sodium n'y est attiré que secondairement, on conçoit également que la cure de déchloruration reste sur son évolution à peu près sans effet. Cependant une transsudation mécanique peut y jouer un rôle surajouté, et il n'est pas impossible qu'une chloruration alimentaire intensive n'accélère dans une certaine mesure la renouvellement de l'exsudat comme le fait dans ce cas une injection locale d'eau salée.

L'ascite nous montre un épanchement qui, suivant son étiologie, reconnaît tantôt une cause prédominante inflammatoire, tantôt une cause prédominante mécanique. C'est donc tantôt un transsudat comparable à l'œdème cardiaque ou brightique, tantôt un exsudat comparable à la pleurésie avec toutes les formes mixtes intermédiaires. Sa teneur en chlorure est en général la même que celle des autres sérosités, mais ce que cet épanchement présente de particulier, c'est le volume énorme qu'il peut atteindre et la rapidité avec laquelle il peut se reproduire. La rétention totale des chlorures d'une ascite volumineuse atteint des chiffres comparables à ceux d'une anasarque très prononcée. On ne conçoit donc pas qu'un ascitique soumis, après une ponction, à une cure de déchloruration très rigoureuse, puisse renouveler son épanchement très rapidement.

Indications générales de la cure de déchloruration. — Le régime déchloruré a été préconisé contre des maladies ou des symptômes en apparence très divers. Outre le mal de Bright pour certaines périodes duquel nous l'avions institué au début, avec M. Widal, on l'a prescrit dans les cardiopathies [Merklen (1), Widal, Froin et Digne (2), Vaquez et Laubry 3)], les pleurésies [Chauffard et Boidin (4)], les épanchements ascitiques [Achard et Paisseau (5), Widal, Froin et Digne (6), Chauffard (7), Courmont (8), Olmer et Audibert (9)], la péritonite tuberculeuse [Nobécourt et Vitry (10)], la phlegmatia alba dolens [Chantemesse (11)], le coryza albuminurique [Jacquet (12)], les dermites

(1) Merklen. La rétention du chlorure de sodium dans l'œdème cardiaque. *Soc. méd. des hôpitaux*, 1903, p. 725.

(2) Widal, Froin et Digne. La chloruration et le régime déchloruré chez les cardiaques. *Soc. méd. des hôpitaux*, 1903, p. 1205.

(3) Vaquez et Laubry. Le régime hypochloruré chez les cardiaques. *Soc. méd. des hôpitaux*, 1903, p. 1220.

(4) Chauffard et Boidin. Régime lacté ou cure déchlorurée comme mode de traitement des pleurésies à épanchement. *Gaz. des hôpitaux*, 1901, p. 497.

(5) Achard et Paisseau. Chloruration et déchloruration dans l'ascite de cause cirrhotique et cardiaque. *Soc. méd. des hôpitaux* 1903, p. 1155.

(6) Widal, Froin et Digne. Discussion de la communication de MM. Achard et Paisseau. *Soc. méd. des hôpitaux*, 1903, p. 1172.

(7) Chauffard. Chloruration et déchloruration dans un cas d'ascite cirrhotique. *Soc. méd. des hôpitaux*, 1903, p. 1205.

(8) J. Courmont. Guérison d'une ascite dans un cas de cirrhose hypertrophique par la cure de déchloruration. *Soc. méd. des hôpitaux de Lyon*, 1904, p. 18.

(9) Olmer et Audibert. De la rétention de chlorures dans l'ascite. *Marseille médical*, 1905, p. 591.

(10) Nobécourt et Vitry. *Soc. de pédiatrie*, 23 févr. 1904.

(11) Chantemesse. La phlegmatia alba dolens des typhiques et le régime hypochlorurique. *Bull. Ac. de méd.*, 1903, p. 98.

(12) Jacquet. Coryza chez un albuminurique, obstruction nasale prolongée, influence favorable de l'hypochloruration. *Soc. méd. des hôp.*, 1901, p. 154.

exsudatives [Ravaut (1)], l'hyperchlorhydrie [Laufer (2), Hayem (3)], l'épilepsie [Richet et Toulouse (4)], le glaucome [Cantonnet (5)], l'hystérie [Vincent (6)].

D'une façon générale, on peut dire que la cure de déchloruration n'a d'indication précise que pour combattre la rétention chlorurée et les nombreuses complications de cette rétention. Nous avons vu que les hydropisies et certains épanchements séreux constituaient des réserves pathologiques de chlorure de sodium ; c'est dans ces cas où la rétention chlorurée est la plus évidente, qu'il était le plus naturel de commencer à essayer le traitement.

On peut demander à la cure de déchloruration, ou bien une action curative pour diminuer une rétention chlorurée existante, ou bien une action suspensive pour empêcher une rétention chlorurée de s'accroître.

L'action curative n'est plus contestée pour l'œdème brightique ; elle n'est pas établie pour les autres hydropisies.

L'action suspensive s'exerce sans aucun doute sur l'œdème cardiaque et brightique et certaines formes d'ascite. Elle est nulle ou insignifiante sur les épanchements séreux d'origine inflammatoire.

Les faits observés jusqu'ici nous permettent actuellement de conclure que la cure de déchloruration, surtout nécessaire pour combattre l'œdème brightique, a également de très utiles indications dans les cas d'œdème cardiaque et d'ascite : ce traitement peut rendre des services d'autant plus grands qu'il s'applique à des formes d'hydropisies très fréquentes et le plus souvent aussi très tenaces.

(1) Ravaut. Un cas de dermite artificielle traitée par la cure de déchloruration. Gaz. des hôp., 1904, p. 409.

(2) Laufer. Note sur deux cas d'hyperchlorhydrie traités par le régime hypochloruré. Soc. de biologie, 1904, p.117.

(3) Hayem. Note sur les effets du chlorure de sodium dans les gastropathies. Soc. de biologie, 1904, p. 133.

(4) Richet et Toulouse. Acad. des Sciences, 20 nov. 1899.

(5) Cantonnet. Essais du traitement du glaucome par les substances osmotiques. Arch. d'ophtalm.; janv. 1904.

(6) Vincent. Des effets de l'hyper et de l'hypochloruration alimentaire chez les hystériques. Soc. méd., des hôp. 1901.

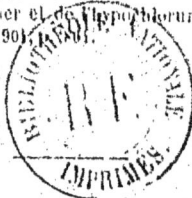

TOURS, IMPRIMERIE PAUL BOUSREZ

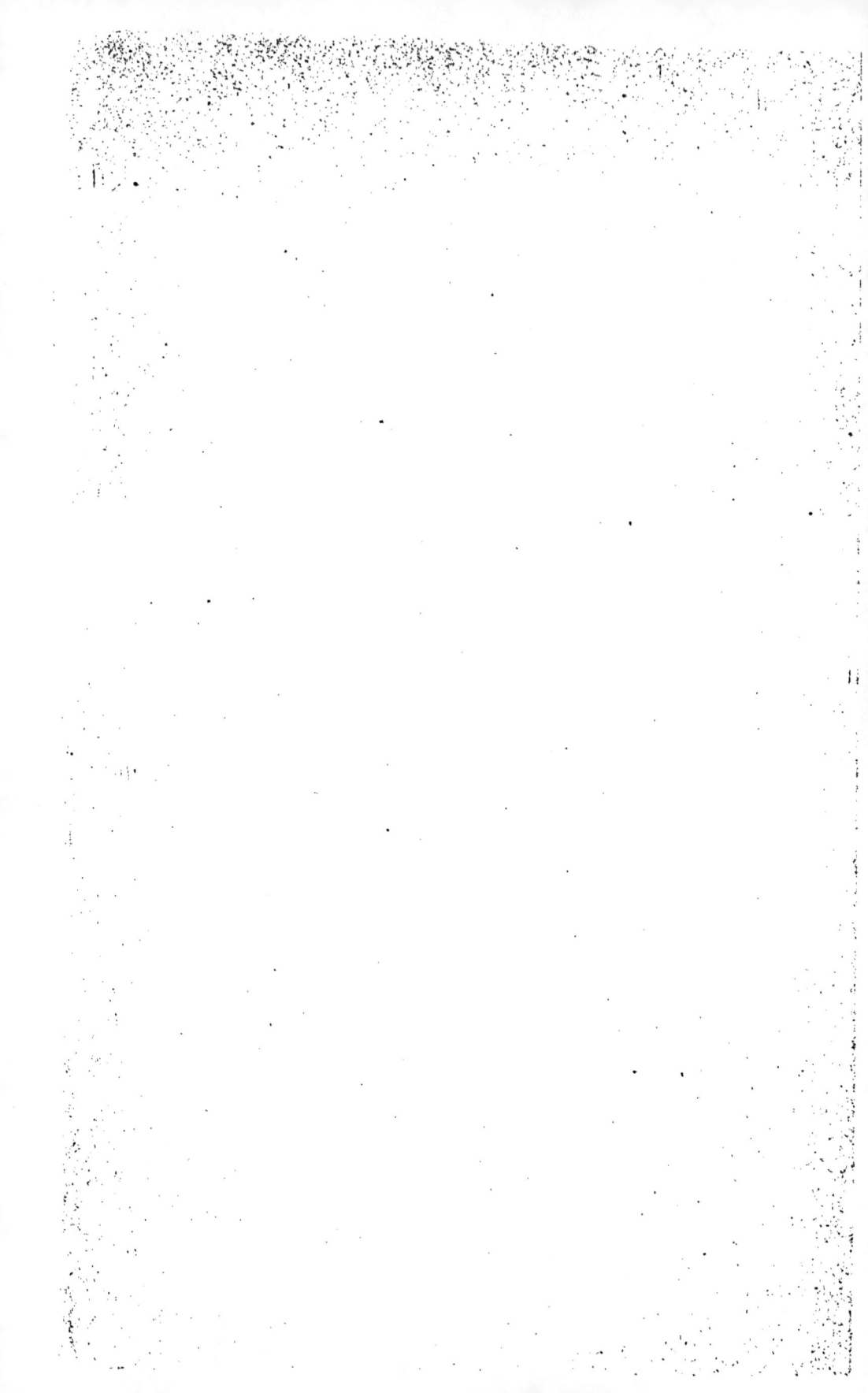

TOURS. -- IMPRIMERIE PAUL BOUSREZ

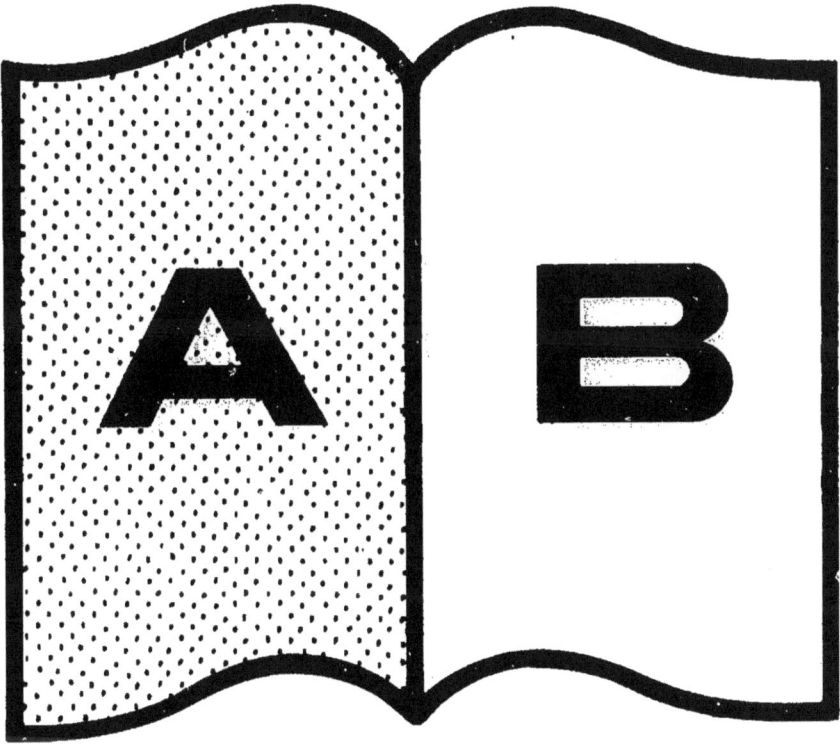

Contraste insuffisant

NF Z 43-120-14

www.ingramcontent.com/pod-product-compliance
Lightning Source LLC
Chambersburg PA
CBHW050408210326
41520CB00020B/6515